CONTRIBUTION

A L'ÉTUDE MÉDICO-LEGALE ET PATHOGÉNIQUE

DES

ECCHYMOSES SOUS-PLEURALES

PAR

Camille VICQ, (de Saint-Mihiel)
Docteur en médecine de la Faculté de Paris.

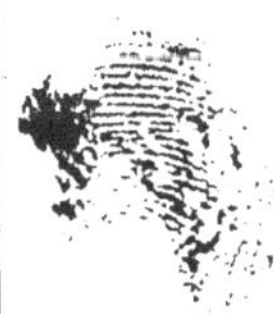

PARIS
A. PARENT, IMPRIMEUR DE LA FACULTÉ DE MÉDECINE
29-31, RUE MONSIEUR-LE-PRINCE, 29-31

1878

CONTRIBUTION

A L'ÉTUDE MÉDICO-LÉGALE ET PATHOGÉNIQUE

DES

ECCHYMOSES SOUS-PLEURALES

PAR

Camille VICQ, (de Saint-Mihiel)
Docteur en médecine de la Faculté de Paris.

PARIS
A. PARENT, IMPRIMEUR DE LA FACULTÉ DE MÉDECINE
29-31, RUE MONSIEUR-LE-PRINCE, 29-31

1878

A MON PÈRE ET A MA MÈRE

A MON FRÈRE

A MES PARENTS

A MES MAITRES

A MES AMIS

A MM. LES PROFESSEURS AGRÉGÉS

LIOUVILLE, LEGROUX, BROUARDEL

A MON PRÉSIDENT DE THÈSE

M. LE PROFESSEUR VULPIAN

CONTRIBUTION A L'ÉTUDE

MÉDICO-LÉGALE ET SURTOUT PATHOGÉNIQUE

DES

ECCHYMOSES SOUS-PLEURALES

Parmi les diverses questions qui ont préoccupé la médecine légale, il en est peu qui, dès leur origine, ou peu après, aient soulevé autant de controverses et de discussions que celle des taches ecchymotiques sous-pleurales. C'est que les médecins légistes qui s'en sont occupés, et il s'en trouve d'illustres dans le nombre, ont compris, tout d'abord, l'importance de cet intéressant sujet. Avouons-le cependant, malgré de nombreuses études sur cette matière, la signification des taches, dites de Tardieu, est loin d'avoir aujourd'hui tout l'*indiscutable*, qu'on me pardonne ce mot, qu'on lui accorde ; nous pensons que notre sujet n'est pas épuisé et que la science n'a pas dit son dernier mot. Cela tient, à n'en pas douter, à l'obscurité qui règne sur leur pathogénie, et tant que leur mode de formation ne sera pas connu, non-seulement la discussion restera libre, mais chacun, même le moins autorisé, pourra apporter sa théorie, surtout s'il l'appuie par des expériences qui, bien que contradictoires en apparence, doivent reposer cependant sur des principes communs et s'appuyer sur des lésions identiques.

Nous aussi, après avoir suivi assidûment les intéressantes conférences de médecine légale pratique que M. le professeur Brouardel fait chaque semaine à la Morgue, nous avons étudié la question des ecchymoses sous-pleurales. Il y a tant à dire, et surtout tant à chercher sur cette question, que nous nous estimerions heureux de pouvoir apporter notre pierre à l'édifice inachevé, que nous espérons voir un jour complètement terminé. Notre excuse sera d'avoir voulu chercher la lumière que la discussion fait naître. Ce sujet entre, au reste, dans une ère nouvelle, et le congrès international de médecine légale, tenu les 12, 13 et 14 août 1878, en discutant le remarquable rapport de M. Legroux, a augmenté encore le nombre des problèmes à résoudre et tracé la voie à des expériences nouvelles en mettant cette question sur son véritable terrain.

Nous aurions voulu appuyer notre appréciation sur des recherches expérimentales personnelles, mais nous regrettons qu'au moment de les faire, M. le Préfet de police ait, dans un ordre général, refusé de délivrer les chiens qui devaient nous servir à recommencer quelques-unes des expériences déjà faites et à en entreprendre de nouvelles : nous devons donc rester tout à fait dans la théorie basée sur des recherches déjà faites et nous contenter d'un petit nombre de nouvelles.

Nous diviserons notre plan en deux parties.

Dans la première, nous rappellerons, le plus succinctement possible, l'historique des taches ecchymotiques, que nous étudierons ensuite en elles-mêmes, examinant leurs caractères anatomiques et histologiques, et enfin nous citerons très-brièvement les maladies dans lesquelles on les rencontre. Dans la seconde partie, nous chercherons, et c'est là l'important pour nous, à élucider leur pathogénie, que nous croyons fermement pouvoir être rapportée à une seule cause : nous ferons suivre cette étude de leur genèse de quelques expériences et observations, qui tendent à démontrer cette origine unique, et de ce que nous aurons dit, nous tirerons les conclusions qui nous semblent en découler naturellement.

PREMIÈRE PARTIE

HISTORIQUE.

On trouve, pour la première fois, la constatation de la présence des taches ecchymotiques dans un rapport médico-légal du 2 août 1838, ou M. Devergie décrit les poumons d'un enfant mort d'une fracture du crâne, « tachetés de petites ecchymoses superficielles, arrondies, de une ligne à une ligne et demie de diamètre. »

Quatre ans plus tard, un autre rapport est déposé par M. Caussé aux Archives du tribunal d'Albi, à la date du 4 août 1842. Il est fait sur un cas d'infanticide par suffocation. L'auteur y dit, après avoir décrit les autres signes de cette asphyxie, que les poumons, volumineux, crépitants, développés, étaient rosés, mais recouverts à la superficie de plusieurs ecchymoses sous-pleurales. Depuis cette époque, le Dr Caussé les avait remarquées plusieurs fois, mais observant ces cas à de grandes distances, il n'avait pas aperçu le rapport de causalité entre l'occlusion des voies aériennes et la production des taches. Peu après (1843), Slingenberg les avait aussi entrevues, mais les avait mal définies.

La même année, Bayard, dans son Manuel de médecine légale, à l'un des spécimens de rapports d'asphyxie par suffocation, et plus tard, en 1847, dans ses observations sur les infanticides, parle des ecchymoses ponctuées sous-pleurales dans les cas d'asphyxie par occlusion incomplète ou complète des voies aériennes, mais ne leur accorde qu'une valeur toute relative et secondaire.

Jusqu'à ce moment, si quelques auteurs avaient remarqué les taches ecchymotiques, aucun n'avait fait suivre ses constatations de considérations tendant à assigner un rôle quelconque à ces hémorrhagies, qu'on attribuait à une simple coïncidence. Il est même certain que souvent ou elles avaient échappé à l'investigation, comme le fait remarquer M. Legroux dans son rapport à la Société de médecine légale, rapport sur lequel nous reviendrons, ou bien elles avaient été confondues avec les taches d'anthracosis, que l'on rencontre fréquemment sur les poumons.

C'est à M. le professeur Tardieu que revient l'honneur d'avoir étudié longuement les taches qui portent son nom, et de leur avoir assigné une valeur caractéristique. Cet éminent observateur, frappé de la fréquence des ecchymoses ponctuées dans la mort par suffocation entreprit, en 1855, de nombreuses expériences, qui, mises en parallèle avec les autopsies faites par lui, l'aidèrent à fonder la théorie reproduite depuis dans tous les traités de médecine légale.

Il publia le résultat de ses attentives recherches dans des mémoires parus en 1856, 1863, 1868 et 1870 dans les Annales d'hygiène et de médecine légale, recherches qui l'amenèrent à conclure que « les ecchymoses sous-pleurales, sous-péricardiques et sous-péricrâniennes constituent les lésions anatomiques vraiment caractéristiques de la mort par suffocation, et d'autant plus importantes qu'elles peuvent exister sans la moindre trace de violence à l'extérieur » (1).

Cependant M. Tardieu prévient qu'on rencontre des taches sous-séreuses dans les affections hémorrhagiques en général, surtout le purpura, dans certaines formes graves de fièvres éruptives, dans les maladies pestilentielles, notamment le typhus et le choléra, dans les affections convulsives : éclampsie, épilepsie ; dans les empoisonnements par l'arsenic, le phosphore, le mercure, la digitale, l'acide cyanhydrique la strychnine..., dans l'écrasement et la précipitation d'un lieu élevé. Mais, selon le savant professeur, on peut distinguer ces taches de celles produites par la suffocation, qui sont petites, circonscrites, arrondies et formées par une gouttelette de sang coagulé, tandis que les premières sont larges, diffuses, irrégulières, constamment fluides ; cette différence a engagé M. Tardieu à donner le nom de suffusions sanguines à celle-ci : « On trouve sur les poumons et sur le cœur des suffusions sanguines, des congestions plus ou moins étendues, des foyers apoplectiques, mais non pas les taches ponctuées si nettes et si tranchées de la suffocation » (2).

M. Tardieu, faisant des taches sous-pleurales le signe caractéristique de la mort par suffocation, refuse d'admettre leur présence dans les autres cas de mort par asphyxie. En effet, dans son étude sur la pendaison, il

(1) Tardieu. De la pendaison, 1870, p. 292.
(2) Ann. d'hyg. et de méd. lég., 1868, t. XXIX.

dit que les poumons « sont d'une couleur noire très-foncée, mais ne présentent à leur surface ou dans leur profondeur ni ecchymoses sous pleurales, ni foyers épopleetiques; à peine dans quelques cas des bulles d'emphysème circonscrit » (1).

Un peu plus loin parlant de la submersion, il dit que, « chez les noyés, jamais on ne remarque les ecchymoses sous-pleurales, pas plus qu'on ne trouve les épanchements pericrâniens et sous-péricardiques; de sorte que, si on trouvait ces lésions sur des corps retires de l'eau, on serait autorisé à conclure avec assurance que la suffocation a precédé la submersion, et que l'on n'a noyé qu'un cadavre. » Il en est de même pour la strangulation simple, dans laquelle « on ne trouve pas les ecchymoses sous-pleurales ponctuées disséminées à la surface du poumon, mais une altération qui n'est pas sans analogie et que l'on trouve chez un certain nombre d'individus étranglés et qui consiste dans la formation de noyaux apoplectiques dans l'épaisseur du tissu pulmonaire et d'extravasation ou d'infiltration sanguine, dont la largeur varie, depuis celle d'une pièce de 20 centimes jusqu'à celle d'une pièce de 5 francs, toujours plus grande, plus étendue, comme on le voit, que dans la suffocation... » (2)

Aussi le savant professeur de médecine légale conclut-il que « la seule présence de ces altérations, à quelque degré et en si petit nombre que ce soit, suffit pour démontrer d'une manière positive que la suffocation est

(1) Etude sur la pendaison, 1870, p. 42.
(2) Tardieu. Loc. cit., p. 167.

bien en réalité la cause de la mort ; que ces signes permettent de distinguer sûrement la mort par suffocation de la submersion, de la pendaison et même de la strangulation, et fournissent ainsi, dans plus d'un cas, un moyen précieux de ne pas confondre l'homicide avec le suicide » (1).

C'est de cette théorie que naquirent toutes les discussions dont nous avons maintenant à nous occuper, discussions où chacun a apporté un nombre considérable de faits, d'observations et d'expériences tendant à confirmer ou à combattre les conclusions de M. Tardieu.

Le premier observateur qui, après M. Tardieu, ait entrepris des expériences sur les différents genres d'asphyxié est le Dr Faure, qui, en 1856, consigna le résultat de ses recherches dans les *Archives générales de médecine*. Ces expériences nombreuses et parfaitement décrites portent sur la submersion, la pendaison et la strangulation. Dans presque toutes l'auteur a retrouvé des ecchymoses sous-pleurales aussi nettes, aussi caractéristiques que celles de M. Tardieu dans la suffocation. Il ne put établir, dans aucun cas, de différence ni dans les taches, ni dans les phénomènes et les lésions présentés par la respiration, le système nerveux et la circulation.

Liman, de Berlin, ne s'est pas contenté de faire des expériences sur ces différents genres de mort et d'arriver au même résultat que le Dr Faure, car il s'élève énergiquement contre les conclusions de M. Tardieu, et prétend avoir rencontré des taches sous-pleurales dans

(1) Tardieu. De la pendaison, etc., 1870, p. 301, 302.

la moitié de toutes les asphyxies et souvent ne les avoir pas vues chez des enfants suffoqués par occlusion des voies aériennes. Cependant il constate que l'on rencontre les taches pétéchiales, comme il les nomme, plus souvent chez les suffoqués que chez les pendus, les étranglés, les noyés.

M. Desgranges, de Bordeaux, dans un article de la *Gazette des Hôpitaux*, à la date **du** 9 novembre 1867, établit qu'on ne trouve pas toujours des taches dans les morts par suffocation, et que lui-même les a, dans plusieurs cas, vainement cherchées, que, d'un autre côté, il en a trouvé dans des cas de suicide par pendaison.

M. Caussé, d'Albi, écrivît, en 1869, un mémoire sur l'asphyxie par suffocation et ses rapports avec l'hémorrhagie du cordon ombilical, dans lequel il se fait le défenseur des idées médico-légales de M. Tardieu. Il y établit par sept observations qu'on trouve des ecchymoses sous-pleurales dans les cas d'infanticide par suffocation, ce que tout le monde admet ; mais ce que son travail offre d'intéressant et d'original, c'est qu'il tend à démontrer par des expériences faites sur cinq chiens, à la suite d'une observation d'infanticide par suffocation, que les taches sous-pleurales peuvent manquer, quand il y a une forte hémorrhagie, soit par le cordon ombilical, soit par la section d'une artère.

En 1873, M. le Dr Page, d'Édimbourg, fit des expériences variées desquelles il résulte, comme de celles de du Dr Faure, que les taches sous-pleurales ne sont pas caractéristiques de la suffocation, qu'on les rencontre, ou du moins qu'on peut les rencontrer, dans tous les cas d'asphyxie sans exception.

En 1876, M. Girard fit acquitter un homme accusé d'avoir étouffé sa femme, dont le cadavre trouvé dans un puits présentait des ecchymoses sous-pleurales. Les experts, se basant sur la théorie de M. Tardieu, concluaient au crime. M. Girard leur démontra, par des expériences concluantes, que les ecchymoses sous-pleurales se trouvent aussi bien dans la submerison que dans la suffocation, et que dans l'un et l'autre cas les lésions sont identiques.

La thèse de M. Grosclaude, en 1877, inspirée par M. le professeur Brouardel, contient une série d'expériences qui démontrent encore que les signes qui nous occupent ne sont nullement caractéristiques de la mort par suffocation, car l'auteur les a trouvés dans 5 cas de submersion, 5 cas de pendaison, 1 cas de fracture du crâne, 1 cas de strangulation, 1 cas d'hémorrhagie abondante par action rapide de la trachée et des deux carotides.

Ce qui précède nous amène à parler du rapport de M. le professeur-agrégé Legroux. Nous ne voulons point passer outre sans lui rendre un sincère et public hommage de notre profonde reconnaissance. Il nous a honoré de sa bienveillance, et nous n'y avions d'autres droits que notre ardent désir de bien faire. Il nous a guidé dans le choix de notre thèse et communiqué l'intéressant rapport qu'il n'avait point encore livré à la publicité, en nous permettant d'y puiser les éléments nécessaires à notre travail.

M. Legroux, après avoir rappelé les expériences faites jusqu'à lui et les discussions qu'elles ont fait naître, s'est livré à de nouvelles études expérimentales dans le but de chercher si les ecchymoses se présentent d'une façon distincte, soit en quantité, soit en caractère dans les différents genres de mort par asphyxie. Il dit que « ces expériences sont toutes venues confirmer celles qui, en ces dernières années, ont été entreprises par les hommes qu'effrayait la théorie de M. Tardieu, théorie dont l'absolutisme, si l'on n'y prend garde, peut conduire aux plus graves erreurs qui se puissent concevoir en médecine légale. » Il a « acquis la preuve de l'exactitude des expériences de MM. Faure, Liman, Girard, Grosclaude, » et considère « comme vrais et indiscutables les faits publiés par eux. » (p. 23.)

Les expériences faites par M. Legroux sont nombreuses, variées et ont permis à leur auteur de tirer les conclusions suivantes :

« 1° En médecine légale, les ecchymoses sous-pleurales seules ne sauraient avoir aucune valeur, trop de conditions spontanées anciennes ou récentes indépendantes des causes de la mort pouvant y donner naissance ;

« 2° Les ecchymoses sous-pleurales se rencontrent dans les asphyxies violentes par pendaison, strangulation, submersion, étouffement par écrasement du thorax et par suffocation, mais à des degrés un peu différents ;

« 3° Ces ecchymoses à différents degrés ne peuvent prendre une valeur quelconque qu'autant qu'elles seront accompagnées d'un grand nombre de signes qui tous concourront à indiquer tel ou tel genre de mort, et dès lors on peut dire, en faisant encore des réserves, s'il s'agit d'individus très-jeunes, que les ecchymoses très-nombreuses indiquent la suffocation, un peu moins nombreuses, la strangulation, un peu moins nombreuses encore, la pendaison, ce qui revient à dire qu'en aucun cas on ne pourra solidement s'appuyer sur ces lésions pour déterminer le genre de mort ;

« 4e Les ecchymoses sous-pleurales sont toutefois l'indice d'une mort rapide et violente, que la violence soit extérieure ou intérieure à l'organisme. » (p. 39.) Tel est en résumé l'état actuel de la science.

Tout ce que nous venons de dire se rapporte surtout aux lésions qu'on trouve dans les cas de mort par asphyxie ; cependant nous devons parler encore de celles qui se rencontrent chez les fœtus ou les nouveau-nés morts avant, pendant, ou peu après l'accouchement. Ces taches sous-pleurales sont identiques à celles de la suffocation. Les poumons sont à l'état fœtal ou n'ont été que faiblement distendus par l'air ; c'est dans ce seul cas, que M. Tardieu regarde comme exceptionnel, qu'il faut se garder d'admettre des violences criminelles ; car ce savant professeur les a rencontrées dans des cas de mort naturelle où il n'y avait aucune chance d'erreur.

D'après Liman, ce signe est très-fréquent chez les nouveau-nés, à peu près dans les quatre cinquièmes des cas de mort, qu'elle ait eu lieu avant, pendant ou après la naissance. « Ce signe, ajoute-t-il, ne prouve rien moins qu'une suffocation violente... chez les enfants à la mamelle, il se trouve combiné aussi avec l'œdème des poumons, avec l'apoplexie vasculaire de cet organe,... chez les nouveau-nés dans l'asphyxie par hémorrhagie cérébrale ou après l'œdème du cerveau (1). »

(1) Ann. d'hyg. et de méd. lég., 1867, t. XXVIII, p. 390.

Casper cite aussi des faits où des ecchymoses sous-pleurales ont été trouvées chez des enfants mort-nés et sur des fœtus se trouvant encore dans l'utérus au moment de la mort de leur mère : dans un cas la mère, enceinte de 8 mois, s'était pendue ; dans un autre la mère, enceinte de 7 mois, mourut d'apoplexie après 14 jours de maladie. Les deux fœtus présentaient des ecchymoses nombreuses et très-apparentes.

Tous les auteurs qui se sont occupés de la question des taches ecchymotiques les ont signalées sur les fœtus ou les mort-nés ; mais pour éviter les redites nous les passerons sous silence, pour arriver tout de suite au travail intéressant de M. Pinard. Cet observateur, qui s'est occupé spécialement des ecchymoses chez les nouveau-nés, déposa un rapport, en mars 1877, à la Société de médecine légale, et s'appuyant sur 16 observations recueillies par lui il pose des conclusions, d'où il résulte que l'arrêt de la circulation est tout autant que la suffocation une cause de la présence des ecchymoses sous-pleurales, que ces ecchymoses se rencontrent sur des poumons remplis d'air complètement comme sur ceux à l'état fœtal, et qu'enfin ces faits sont moins rares que ne le prétend M. Tardieu. On le voit, ce qu'il y a de plus important pour nous, c'est que ces ecchymoses ont été rencontrées, sans qu'il y ait eu suffocation, sur des poumons complètement pénétrés par l'air.

Telle est, en résumé, l'histoire des discussions auxquelles ont donné lieu les ecchymoses sous-pleurales. Nous aurions facilement pu faire un historique beaucoup plus complet, mais il a été très-bien fait par

M. Legroux (1) et par M. Dechoudans (2). Aussi n'avons-nous relaté que ce que nous avons cru devoir être indispensable, renvoyant pour plus de détails aux deux travaux cités et à la notice bibliographique que nous publions ici :

1840. DEVERGIE. — Traité de médecine légale, t. I. p. 734 à 736.

1850. BAYARD et N THENAGEL. — Annales d'hygiène et de méd. légale, t. XXIV, série 1re, p. 331.

1843. BAYARD. — Manuel de médecine légale.

1847. BAYARD. — Ann. d'hyg. et de méd. lég., t. XXXVII, p. 455.

1848. BAYARD. — Ann. d'hyg. et de méd. lég., t. XXXIX, p. 240. Considérations médico-légales sur l'asphyxie.

1855. TARDIEU. — Ann. d'hyg. et de méd. lég., t. IV, p. 378. Mémoire sur la mort par suffocation.

1856. FAURE. — Arch. gén. de méd., t. VII, p. 40 et 301.

1857. Emile BLANCHARD. — Th. de Paris.

1858. TOULMOUCHE. — Ann. d'hyg. et de méd. lég., t. XVI, p. 364. Mémoire sur l'infanticide et la grossesse cachée.

186[illegible]. SIMON. — De l'importance en justice des ecchymoses ponctuées sous-pleurales (Berlin).

1862. Gazette hebdomadaire, p. 102.

1862. BITTERRE. — Bull. de la Soc. anat., p. 114.

1862. CASPER. — Traité de méd. lég., t. II, p. 323.

1863. J.-B. GARIB[illegible]LDI. — Examen della nuova dottrina di Tardieu sulle morte per strangulazione et per suffocazione.

1864. MASCHKA. — Allg. med. Centralzeitung (mai). Des ecchymoses sous-séreuses chez les nouveau-nés.

1866. SCHIFF. — Leçons sur la physiologie du système nerveux encéphalique.

1867. DESGRANGES. — Gazette des hôpitaux, 9 novembre.

1867. LIMAN. — Ann. d'hyg. et de méd. lég., t. XXVIII, p. 388.

1867. SABUSSET. — Signification médico-légale des ecchymoses de Tardieu dans la mort par suffocation, etc.

1868. TARDIEU. — Ann. d'hyg. et de méd. lég., t. XXIX, p. 104.

1868. GOSTON. — British medical journal (septembre).

1869. CAUSSE (d'Albi). — Ann. d'hyg. et de méd. lég., t. XXXII, p. 122.

(1) Legroux. Loc. cit.

(2) Th. de Paris, 1878.

De l'asphyxie par suffocation et des rapports de ce genre de mort violente avec l'hémorrhagie du cordon ombilical,
1870. TARDIEU. — Étude sur la pendaison, la strangulation et la suffocation, p. 250.
1870. BROWN-SÉQUARD. — Société de biologie.
1870. CHARCOT. — Comptes-rendus de la Soc. de biologie.
1870. LIOUVILLE. — Comptes-rendus de la Soc. de biologie.
1870. RANVIER. — Soc. de biologie.
1872. CHARCOT. — Leçons sur les mal. du système nerveux, t. I, p. 112.
1872. HESPRÉES. — Thèse de Paris.
1873. PAGE (d'Édimbourg). — De la valeur de certains signes observés dans le cas de mort par suffocation.
1873. GIRARD (de Grenoble). — Gazette hebdomadaire.
1873. BROWN-SÉQUARD. — Gazette hebdomadaire, p. 390.
1873. VULPIAN. — Soc. de biologie, 19 juillet.
1874. A. RIANT. — Ann. d'hyg. et de méd. lég., t. XLII, p. 180.
1874. TENNESON. — Ann. d'hyg. et de méd. lég., t. XLII, p. 161.
1874. LANCEREAUX. — Traité de la syphilis, p. 426.
1875. BEHREND. — Ann. d'hyg. et de méd. lég., t. XLIV, p. 217.
1876. CHAMPOUILLON et FRÉDET. — Ann. d'hyg. et de méd. lég., t. XLVI, p. 133.
1877. PINARD. — Ann. d'hyg. et de méd. lég., t. XLVIII, p. 546.
1877. GROSCLAUDE. — Th. de Paris.
1877. BERGERON et MONTANO. — Ann. d'hyg. et de méd. lég., t. XLVIII, p. 353.
1878. LACASSAGNE. — Précis de médecine judiciaire.
1878. DECHOUDANS. — Thèse de Paris.
1878. Paul BERT. Pression barométrique, p. 758.
1878. LEGROUX. — Des ecchymoses sous-pleurales, etc...

On le voit, nous sommes en présence de deux camps opposés, au moins en ce qui ne touche pas la suffocation. Peut-être cependant les deux opinions ne sont-elles pas si divergentes qu'elles le semblent, et la querelle ne roule-t-elle que sur une différence de mots ou de faits peu importants; c'est ce que nous allons essayer de montrer en étudiant les caractères communs et propres aux ecchymoses sous-pleurales.

Pour M. Tardieu, ces lésions sont « de petites taches

d'un rouge très-foncé, presque noires, dont les dimensions varient sur les poumons d'un enfant nouveau-né, depuis celles d'une tête d'épingle jusqu'à celles d'une petite lentille, et gardent, quoique plus larges chez l'adulte, les mêmes proportions. Leur nombre est excessivement variable : tantôt réduit à 5 ou 6, il peut s'élever à 30 et 40, et devenir dans certains cas si considérable que le poumon offre exactement l'apparence du granit. On les voit parfois réunies entre elles et agglomérées de manière à former des plaques et des espèces de marbrures. Dans tous les cas elles sont très-exactement circonscrites et leur contour très-arrêté se détache des parties voisines, et tranche plus ou moins fortement sur la teinte générale du poumon. Leur siége n'est pas moins irrégulier que leur nombre : cependant on les trouve le plus souvent à la racine des poumons, à la base et principalement sur le tranchant du bord inférieur... Ces caractères anatomiques ont du reste l'avantage de persister tant que le tissu n'est pas détruit... Leur seule couleur suffirait pour les différencier des pétéchies... elles sont mieux circonscrites, plus tranchées et formées par du sang coagulé, tandis que les autres sont violacées, livides, diffuses et constamment fluides (1). »

M. Tardieu, on le voit, insiste sur la couleur, sur le nombre, et surtout sur le caractère bien tranché sur les parties voisines. Tout ce qui ne répond pas à ces diverses données il ne l'appelle pas ecchymose. mais bien pétéchie ou suffusion sanguine : et c'est bien l'idée précise

(1) Tardieu. De la pendaison, etc., 1870, p. 256 et 259.

que le professeur de médecine légale de Paris et ses partisans se forment des taches ecchymotiques. Nous extrayons, en effet, du travail déjà cité de M. Caussé (d'Albi), ce passage sur lequel il insiste, et où évidemment il ne regarde pas les taches noirâtres signalées par lui comme des ecchymoses sous-pleurales. « Les poumons ne sont pas fortement dilatés, quoique l'enfant ait vécu quelques jours. Ils sont comme contusionnés à leur surface externe et antérieure. Ils présentent, en effet, dans ces parties, des taches noirâtres qui ne sont pas du tout le fait de la déclivité du petit cadavre. » L'auteur ajoute : « L'autopsie de cet enfant avait été faite en vue de rechercher les causes de la mort. Les poumons ont été l'objet d'un examen superficiel ; toutefois j'ai noté le peu de développement de ces organes et les taches noirâtres qui les recouvraient à la surface. Ce sont des cas semblables qu'on a objectés à M. Tardieu, comme propres à détruire la valeur et la signification des taches sous-pleurales (1). »

Etudions maintenant les ecchymoses telles que les ont vues les adversaires de M. Tardieu, et pour cela nous puiserons largement dans l'important rapport de M. Legroux, qui représente les idées nouvelles, et où l'auteur a tenu compte des travaux de ses devanciers. Nous y verrons la différence du sens apporté au mot ecchymose, et cela nous expliquera l'origine de la lutte scientifique qui s'est engagée à ce propos. « Les suffusions sanguines que l'on peut observer à la surface des

(1) Caussé. Autopsie d'un enfant né à la Maternité d'Albi, 1847. Respiration incomplète. Hémorrhagie intestinale.

poumons, dit M. le professeur agrégé Legroux, se rencontrent sous plusieurs aspects : tantôt ce sont des taches d'un rouge cerise ou noirâtre, d'une étendue assez considérable, irrégulières, à contours bizarres, festonnés, reposant ou non sur une base indurée, c'est-à-dire n'étant que de simples nappes sanguines superficielles, ou bien formant la surface externe de grands épanchements profonds, de noyaux apoplectiques formés dans le parenchyme pulmonaire; tantôt les suffusions, au lieu d'être étendues et de ressembler à celles qui résultent de fortes contusions de la peau, se rapprochent par leur aspect, leur forme, leur disposition, des taches de purpura ou des sugillations hémorrhagiques. En effet, ces dernières, les plus intéressantes au point de vue que nous envisageons, sont constituées par des taches de couleur rouge sombre ou rouge vif carminé, quand on les examine à l'état frais, souvent entourées d'une auréole rosée, de telle sorte que la tache est alors foncée à son centre et de plus en plus claire à la périphérie; ces taches ont la forme arrondie d'une tête d'épingle noire que l'on verrait par transparence; quelquefois plus petites elles ne forment qu'un point; plusieurs de ces taches étant très-rapprochées se fusionnent et le bord de la plaque ainsi constituée par agglomération est festonné; quelquefois elles ressemblent à des étoiles; enfin elles peuvent être linéaires ou en coup d'ongles. La dimension de ces taches est variable, depuis celle d'un point imperceptible (ecchymoses punctiformes, pointillées, ponctuées), jusqu'à celle d'une lentille (tache lenticulaire), et même celle d'une pièce de 20 centimes, de 50 centimes et 1 franc. Leur nombre est également des plus variables ; parfois on ne rencontre qu'une ecchymose plus ou moins large ; tantôt il y en a tout au plus quatre, cinq, dix, une vingtaine disséminées sur la surface totale des poumons : ailleurs on en constate un véritable semis dans l'intervalle des suffusions d'une étendue plus considérable (1). »

En comparant ces deux descriptions, on s'aperçoit facilement des différences bien marquées qui séparent les taches ecchymotiques telles que les comprennent M. Tardieu et M. Legroux. La nuance la plus sensible s'étend sur le volume et sur la limite de ces épanchements. Pour M. Tardieu, elles ont le volume d'une tête d'épingle à une lentille, sont très-circonscrites, arrondies, à contours nets, tranchants sur les tissus voisins ; pour M. Legroux, elles peuvent ressembler aux précédentes, mais aussi être d'un volume plus considérable, d'un point presque imperceptible à la surface d'une pièce de un franc ; leurs contours peuvent être irréguliers, étoilés, festonnés, entourés d'une auréole rosée et par suite se confondent plus ou moins facilement avec les tissus voisins. Il y a certes bien d'autres différences encore, mais celle que nous venons de signaler est la plus frappante : nous y insistons donc particulièrement.

Or, il est souvent fort difficile de préciser d'une manière exacte la limite où les ecchymoses deviennent les suffusions sanguines, et c'est sur la confusion qu'en ont faite les auteurs que M. Tardieu se fonde pour les réfuter. Cette confusion est d'autant plus facile à faire que, fréquemment, les ecchymoses à bords bien nets perdent

(1) Legroux. Loc. cit., p. 2 et 3.

au bout de peu de temps leurs contours tranchés pour s'entourer d'une auréole concentrique moins foncée et qui ne garde même pas toujours une coloration visiblement différente des parties voisines. Cette diminution dans la netteté de la lésion peut tenir à plusieurs causes, soit que le sang ait gardé une fluidité plus grande ou plus longue que normalement, soit que le poumon soit plus ou moins œdématié, soit que le poumon reste en contact avec un liquide qui puisse peu à peu l'imbiber et il nous est arrivé un jour de placer dans un vase plein d'eau des fragments de poumons offrant des ecchymoses bien nettes, et de trouver le lendemain cette netteté diminuée en partie. Il est même probable que, si le poumon était resté plusieurs jours dans l'eau, les ecchymoses eussent totalement disparu. En effet, M. Descoust, préparateur de M. Brouardel, qui s'est beaucoup occupé de cette question des ecchymoses sous-pleurales, et auquel nous devons bon nombre de remarques, a souvent observé la facilité qu'ont les ecchymoses de se transformer en suffusion au contact d'un liquide. Il est aussi arrivé, ainsi que nous, au même résultat par la seule pression des doigts, et cela sur des taches obtenues par suffocation.

On le voit donc, on ne peut attacher une spécificité aussi grande que le veut M. Tardieu à la netteté des ecchymoses, pour lesquelles nous garderons les caractères donnés par M. Legroux. De plus, il n'est pas toujours facile de les voir, ces taches. En effet, « il faut savoir que sur les pièces fraîches, ainsi qu'on l'observe sur les animaux qui viennent d'être sacrifiés, beaucoup de ces taches disparaissent quand on ouvre le cœur, quand on coupe les gros vaisseaux pulmonaires ou bien encore quand on insuffle les poumons immédiatement. Il n'en est pas de même lorsque les lésions sont moins récentes, lorsqu'on pratique l'autopsie longtemps après la mort : le sang a perdu sa fluidité, les coagulations sont complètes, les taches dès lors ne disparaissent plus par la section des vaisseaux ou l'insufflation ; au contraire même si parfois l'aspect ecchymotique s'est un peu atténué sous l'influence de la putréfaction, l'insufflation du parenchyme pulmonaire les rend plus perceptibles, ou même permet de les observer, alors qu'on n'en soupçonnait pas la présence. Cette dernière remarque, due à M. le Dr Faure, est de la plus haute importance en médecine légale » (1).

L'insufflation est donc un moyen très-important de diagnostic dans des cas douteux, car elle permet de disinguer les véritables ecchymoses des taches brunâtres, larges qui sont dues à la stase cadavérique ou au refoulement du sang dans les veines. Ces taches lie de vin disparaissent par ce procédé d'investigation, tansurtout si la décomposition n'est pas trop avancée, tandis que les autres sont rendues plus distinctes par ce moyen.

Tels sont les caractères macroscopiques des ecchymoses ; il nous suffira d'ajouter qu'elles sont peu épaisses, et qu'elle ne pénètrent pas dans le tissu pulmonaire à plus d'un millimètre.

M. Legroux a voulu aussi étudier les caractères microscopiques de ces taches pétéchiales, et se servant de

(1) Legroux. Loc. cit., p. 4.

poumons durcis dans l'alcool ou desséchés après insufflation, il reconnut que : « La plèvre apparaît soulevée, détachée, séparée des alvéoles et du tissu préalvéolaire de la tranche du parenchyme par un amas de globules rouges, pressés les uns contre les autres, et formant une sorte de petite lentille plane convexe, dont la convexité est tournée vers la plèvre, et la surface plane repose sur la surface même du poumon. Les alvéoles voisines sont remplies d'air, leurs interstices sont normaux, si bien que le microscope démontre péremptoirement qu'il s'agit bien là de vraies hémorrhagies sous-pleurales ayant décollé la plèvre de la surface du poumon, mais n'ayant pas pénétré profondément dans le parenchyme alvéolaire. »

Nous ne voulons pas nous arrêter plus longuement sur l'étude spécifique des ecchymoses sous-pleurales. Nous avons montré les différences que les divers auteurs attachent à ces lésions.

Nous devons cependant encore chercher les circonstances dans lesquelles on les rencontre ; mais nous le ferons le plus succinctement possible, renvoyant, pour plus de détails, aux auteurs que nous avons cités dans notre historique. Ces circonstances sont très-variées ; leur nombre augmente chaque jour et ira toujours en croissant à mesure que les expériences, les observations et surtout les moyens d'investigation faciliteront les recherches.

Nous commencerons notre tableau par les asphyxies, puisque c'est d'un de ces genres de mort violente que M. Tardieu veut en faire la lésion caractéristique.

Suffocation. — Tous les auteurs sont d'accord pour signaler la présence des taches ecchymotiques dans la suffocation, soit qu'elle ait eu lieu par occlusion des orifices aériens, soit par la présence de corps étrangers dans ces mêmes voies, soit par compression de la poitrine ou de l'abdomen, soit par enfouissement général ou partiel, soit par confinement, soit par raréfaction de l'air (1). Cependant il ne faut pas oublier que la science possède des cas de suffocation évidente où ces lésions ont manqué, soit dans des nécropsies, soit dans des expériences, comme nous l'avons déjà vu.

Pendaison. — Elles ont été signalées dans la pendaison par MM. Faure (2), Dégranges (3), Liman (4), Page (5), Gallard (6), Grosclaude (7), Lacassagne (8), Legroux (9), Ogston et Casper (10), Tenneson (11), Fredet (12)....

Submersion. — Elles y ont été vues par MM. Faure, Page, Grosclaude, Lacassagne, Liman, Ogston, Casper, Girard (13), Bergeron et Montano (14).....

(1) Paul Bert. Etude sur la pression barométrique, 1878, p. 758.
(2) Arch. gén. de méd., 1856.
(3) Gazette des hôpitaux du 9 novembre 1867.
(4) Ann. d'hyg. et de méd. lég., 1867.
(5) Ann. d'hyg. et de méd. lég., 1874.
(6) Autopsie du 15 mai 1875.
(7) Thèse de Paris, 1877.
(8) Précis de médecine judiciaire.
(9) Loc. cit.
(10) Traité de médecine légale, t. II, p. 370, obs. CCLXX.
(11) Ann. d'hyg. et de méd. lég., 1874, t. XLII. p. 161.
(12) Ann. d'hyg. et de méd. lég., 1876, t. XLVI, p. 133.
(13) Gazette hebdomadaire, 1873.
(14) Ann. d'hyg. et de méd. lég., 1877, t. XLVIII, p. 353.

Strangulation. — On en trouve de nombreux exemples dans les ouvrages de MM. Tardieu (1), Faure, Liman, Page, Grosclaude, Legroux, Bayard (2), Degranges, Casper (3), etc....

On ne les trouve pas seulement dans les cas d'asphyxie, mais il est fréquent de les rencontrer dans d'autres morts plus ou moins violentes. Nous rappellerons les principales, sans donner plus de détails qu'on trouvera dans les auteurs cités.

Maladies nerveuses. — Elles sont fort nombreuses et l'on peut dire qu'on les rencontre dans le plus grand nombre des affections cérébrales et médullaires. Ainsi elles ont été vues dans l'éclampsie par M. Tardieu (4); dans l'épilepsie par MM. Tardieu, Liman, Voisin (5), Liouville (6); dans le tétanos par MM. Tardieu et Dechoudans (7); dans l'hémorrhagie cérébrale, où elles sont très-fréquentes, par MM. Charcot (8), Ogston, Brouardel (9), Brown-Séquard (10), Vulpian (11),

(1) Traité de la pendaison, p. 209. — Traité de l'infanticide, obs. XII. — Autopsie des enfants Kinck, v. Ann. d'hyg. et de méd. lég., 1870.

(2) Ann. d'hyg. et de méd. lég., 1847. — Autopsie du 21 novembre 1846.

(3) Traité de méd. lég., obs. CCLXXXV.

(4) Ann. d'hyg. et de méd. lég., 1868. — Traité de la pendaison, 1870, p. 295.

(5) Dict. de méd. et de chir. prat., t. XIII, p. 610.

(6) Comptes-rendus de la Société de biologie, 1870.

(7) Th. de Paris, 1878.

(8) Société de biologie, 1869-70. — Maladies du système nerveux (passim).

(9) Dictionnaire encyclopédique, art. *Hémorrhagie cérébrale.*

(10) Gazette hebd., 1873. — Société de biologie, 1870.

(11) Société de biologie du 19 juillet 1873.

Nothenagel (1), Ollivier (2), etc. ; dans la méningite (3), par M. Garin (4)... ; dans l'insolation (5) ; dans l'œdème cérébral naturel ou suite de brûlures étendues, par MM. Liman (6), Maschka (7), Brierre (8), etc.

Maladie de poitrine. — On les rencontre moins souvent que dans les maladies nerveuses : cependant elles ont été observées dans de nombreux cas ; ainsi dans le croup et la diphthérie par MM. Simon (9), Lorain (10) Sanné (11), etc. ; dans la coqueluche, par MM. Simon, Duchamp (12), etc. ; dans la broncho-pneumonie, par Roger (13), etc. ; dans l'apoplexie pulmonaire, par MM. Ogston, Hervieux (14), Cornil et Ranvier (15), etc. ; dans l'œdème pulmonaire, la pneumonie, par MM. Ogston, Casper, Liman, etc. Enfin, M. Brouardel, dans son service des ambulances pendant le siége de Paris, en a pris de nombreuses observations dans le catarrhe suffocant.

Dans les affections organiques du cœur, les exemples

(1) Ann. d'hyg. et de méd. lég., 1840.
(2) Soc. de biologie, 1874.
(3) Gaz. hebd., 1874.
(4) Dans th. de Dechoudans.
(5) Hestrées. Th. de Paris, 1872, p. 59.
(6) Ann. d'hyg. et de méd. lég., 1867, t. XXVIII, p. 388.
(7) Allg. med. Centralzeitung, mai 1864.
(8) Bul. de la Soc. anatomique, 1862, p. 114.
(9) Dict. de méd. et de chir. prat., art. *croup* et *diphthérie*.
(10) Dict. de méd. et de chir. prat., art. *croup*, p. 608.
(11) Traité de la diphthérie.
(12) Th. de Dechoudans, Paris.
(13) Dict. encyclopédique, t. XI, p. 32.
(14) Th. de Dechoudans, p. 81.
(15) Manuel d'anat. path., p. 734.

sont rares, cependant nous en avons trouvé dans Casper et Ogston, et dans l'anatomie pathologique de MM. Cornil et Ranvier, page 734.

Traumatismes mortels. — Les ecchymoses sont fréquentes dans ces cas, et Ogston, cité par Casper, en rapporte onze cas : Elles ont été signalées dans les fractures du crâne par MM. Devergie (1), Bayard (2), Gros-Claude ; Brown-Séquard, Nothenagel, Schiff, Vulpian, Brouardel qui tous les ont obtenues dans de remarquables et nombreuses expériences, rapportées çà et là dans leurs ouvrages : Les chutes d'un lieu élevé, les écrasements variés en ont donné des exemples à MM. Tardieu, Tourdes (3) ; et M. Brouardel nous en a fait voir dans ses conférence à la Morgue. Il en est de même dans la crâniotomie, la céphalotripsie : M. Pinard (4) rapporte les observations prises dans le service de MM. Depaul et Tarnier.

Quant aux maladies générales, telles que froid, scarlatine, variole noire, choléra, typhus, scorbut, purpura, hémophilie, leucocythémie, hémorrhagie générale, syphilis héréditaire, etc., elles payent aussi tribut à notre sujet, et on les trouve dans les ouvrages de MM. Ogston, Devergie (froid), Tardieu qui les cite comme des exception à sa théorie, Grosclaude, Dechoudans, Casati (5), Mollière (6), Garin, Lanceraux (7), etc.

(1) Traité de méd. lég., 1840.
(2) Manuel de méd. lég., 1841.
(3) Dict. encyclop., art. *blessures*.
(4) Ann. d'hyg. et de méd. lég., 1877.
(5) Ann. de dermatologie, 1870.
(6) Ann. de dermatologie, t. II, p. 416.
(7) Traité de la syphilis, 1874, p. 426.

Empoisonnements. — Il est un grand nombre de substances toxiques qui produisent des taches sous-pleurales. Ainsi elles ont été vues dans les empoisonnements par le phosphore par MM. Tardieu, Maschka, Grisolle (1); l'arsenic, le mercure, le plomb, la digitale, la strychnine par MM. Tardieu et Grisolle; l'antimoine par M. Lancereaux (2); le bromhydrate de cicutine par M. Rochefontaine (3); la vapeur de charbon par MM. Tardieu et Bayard (4), Champouillon (5), Fredet (6), Casper, Troja (7), Maschka, etc.; l'acide prussique, par MM. Liman, Maschka, etc.; le chloroforme, par MM. Bayard (8), Casper (9), Grisolle (10), Gosselin et Faure (11); l'acide oxalique, par Grisolle; les champignons vénéneux, par Maschka; le farcin et la morve chroniques, par Grisolle (12), etc., etc.

Enfin, comme nous l'avons déjà dit, elles ont été observées chez les mort-nés, n'ayant pas respiré, par MM. Tardieu, Schwartz, cité par Casper, Pinard, Degranges, Lancereaux, Maseku (13), Schrœder (14) Maschka, etc.; et chez les nouveau-nés ayant

(1) Pathologie interne, 9e édition, p. 6, t. II et suiv.
(2) Anat. path., p. 313.
(3) Rapport de M. Legroux, p. 9.
(4) Ann. d'hyg. et de méd. lég., 1845.
(5) Ann. d'hyg. et de méd. lég., 1867.
(6) Rapport de M. Champouillon à la Soc. de méd. lég., 1867.
(7) Cité par Ranvier, Société de biologie. 1870.
(8) Manuel de médecine légale, 1862, obs. CCCXXV.
(9) Loc. cit. Suicide d'un pharmacien.
(10) Loc. cit., p. 63.
(11) Arch. de méd., 1864, p. 641.
(12) Path. int., t. II, 9e édit., p. 11.
(13) In Casper.
(14) Manuel d'accouchement, p. 645.

respiré, mais non suffoqués, par MM. Pinard, Hoffmann (1), Grosclaude, Degranges, etc., etc.

On peut juger par ce qui précède de la multiplicité des cas où l'on trouve des ecchymoses sous-pleurales, et il est certain que de nouvelles recherches nous permettraient d'en augmenter encore la quantité ; mais il serait oiseux de le faire, car nous sommes persuadés que le nombre des autorités citées précédemment est plus que suffisant pour démontrer que les ecchymoses sous-séreuses ne sont pas spéciales à la suffocation. Ce ne serait du reste que faire le résumé des nombreux ouvrages parus sur ce sujet, et ce n'est pas le but que nous nous sommes proposé.

(1) Revue des sciences de M. Hayem, 1875, p. 235.

DEUXIÈME PARTIE

PATHOGÉNIE DES ECCHYMOSES SOUS-PLEURALES

Nous devons aborder maintenant la question la plus importante de notre thèse, celle sur laquelle de simples théories ont été émises sans être appuyées sur des faits certains; nous voulons parler de la pathogénie et de la formation des ecchymoses sous-pleurales. C'est une question très-complexe, mais qui, résolue, doit à coup sûr jeter un grand jour sur la signification des taches sous-séreuses et leur donner leur véritable valeur.

Ces épanchements sanguins, disséminés sous la plèvre proviennent évidemment de la rupture des vaisseaux les plus superficiels du poumon : « Il est certain que ces ecchymoses s'effectuent dans le réseau artériel et veineux dénommé réseau extra-alvéolaire ou sous-pleural, appartenant aux divisions de l'artère pulmonaire et nullement à celles des artères bronchiques. Le réseau intra-alvéolaire, émanation du réseau extra-alvéolaire, ne doit être lésé que secondairement dans les cas où l'apoplexie parenchymateuse se produit (1). » Ces rup-

(1) Legroux. Loc. cit., p. 6.

tures nécessitent naturellement, pour se produire, une accumulation de liquide, une stase sanguine plus ou moins abondante, selon que les vaisseaux pulmonaires sont plus ou moins contractés ou dilatés, ce qui tient à l'action momentanée des vaso-moteurs. Mais quelle est la cause de cette stase sanguine et de cette rupture? C'est là que diffèrent les opinions.

Tout d'abord, c'est-à-dire au début de la découverte des ecchymoses sous pleurales, on les avait remarquées surtout dans les cas d'asphyxie: et partant de là, il était tout naturel d'attribuer la rupture vasculaire aux efforts de la respiration. C'était une théorie très-attrayante qui a compté et qui compte encore beaucoup de partisans.

C'est dans le Manuel de médecine légale de Bayard (1847) que nous trouvons la première explication de leur pathogénie. Cet auteur y dit que « toutes les fois qu'un obstacle mécanique a été apporté à l'acte respiratoire par l'occlusion des voies aériennes, on trouve ces ecchymoses ponctuées, disséminées sous la plèvre pulmonaire; leur diamètre est variable. Elles résultent évidemment de la distension trop grande des tissus pulmonaires par l'air et le sang, ainsi que des efforts respiratoires de l'enfant. » Nous ferons remarquer ici que Bayard paraît aussi attribuer un certain rôle à la circulation.

Après lui, le professeur Liman dit que « elles sont dues à ce que la pression du sang provoquée par la stase dans les grands vaisseaux, comme on peut s'en convaincre chez les épileptiques, qui montrent ce phénomène assez souvent, a été augmentée » (1), et il dit alors

(1) Ann. d'hyg. et de méd. lég., 1867, t. XXVIII, p. 390.

que la rupture se fait à cause du peu de résistance des vaisseaux capillaires.

Dans un ouvrage du Dr Sénator (de Berlin), M. Strohl écrit que « la dilatation active du thorax produit une aspiration qui, en présence de l'air, fait affluer dans les poumons le gaz et le sang. En l'absence d'air c'est le sang qui s'y précipite seul, et en d'autant plus grande quantité qu'il n'est pas contrebalancé par l'air. La réplétion des vaisseaux pulmonaires se fait très-activement, jusqu'à produire des ruptures vasculaires et la formation de sugillations pétéchiales. En se basant sur leur fréquence, Schwartz admet que la mort du fœtus avant et pendant le travail est toujours le résultat d'une asphyxie... Les sugillations pétéchiales manquent dans un certain nombre de cas d'asphyxie évidente (d'après Bœhr 24 p. 100), mais leur présence indique des mouvements de respiration prématurée (1). » Cette opinion est précise, car il la répète à plusieurs reprises; on les trouve, dit-il plus loin, « sur des cadavres de fœtus morts avant le travail, ayant donc fait des tentatives de respiration. »

C'est aussi l'opinion de M. Page, qui termine son travail par des conclusions où il dit que « si elles se produisent le plus souvent en ces cas (de suffocation), c'est que la circulation cérébrale n'est pas atteinte, et que les procédés mis en usage pour amener la suffocation permettent la persistance des efforts pour respirer (2). »

M. Caussé (d'Albi), leur attribue la même origine.

(1) Ann. d'hyg. et de méd. lég., 1867, t. XXVIII, p. 221.
(2) Ann. d'hyg. et de méd. lég., séance du 8 juin 1874.

« S'il m'est permis sur ce point de donner mon opinion, je dirai qu'en rapprochant les suffusions sanguines de l'emphysème pulmonaire, on peut, selon toute les probabilités, attribuer ces lésions à des efforts respiratoires violents... (1). » Cette relation entre les ecchymoses et l'emphysème, sur laquelle nous ne voulons pas insister, car cela nous éloignerait de notre sujet, est contraire à ce qu'on a observé dans ces derniers temps. En effet, M. Legroux croit, d'après les expériences faites sur les animaux, que l'emphysème est généralement en raison inverse du nombre des ecchymoses, c'est-à-dire que les poumons très-emphysémateux sont, dans le plus grand nombre des observations, moins ecchymosés que ceux qui sont moins distendus. Il y aurait là une étude spéciale à faire.

Nous serions entraînés beaucoup trop loin si nous voulions citer textuellement tous les passages d'auteurs qui ont trait à cette question ou qui ne s'en éloignent que fort peu. Nous nous contenterons de rappeler le passage du rapport où M. Legroux résume cette donnée pathogénique. « On a dit, et tout le monde se sentait prêt à l'accepter *a priori*, que les extravasats sanguins résultaient des efforts vains de respiration auxquels l'asphyxié se livre instinctivement, ou qui s'opèrent par action réflexe provoquée dans le bulbe par un sang anoxémié, c'est-à-dire privé d'oxygène. Ces efforts font ventouse intérieure : l'air ne pénétrant pas, il y a tendance au vide et dès lors le sang afflue par le système veineux pendant qu'il est retenu dans le système arté-

(1) De l'asphyxie par suffocation, 1865.

riel, d'où pression exagérée dans les capillaires et éclatements partiels (1). »

M. Legroux ne partage pas cette manière de voir. De notre côté, nous sommes persuadé que les efforts de la respiration ne sont pour rien dans la production des ecchymoses sous-pleurales et nous allons essayer de le démontrer. Nous trouvons dans la Pathologie du professeur Grisolle, à l'article Empoisonnement par le chloroforme, des faits qui vont nous être d'un puissant secours. Ce savant observateur constate, en effet, que dans l'empoisonnement par cet anesthésique c'est le cœur qui s'arrête le premier, la respiration continuant encore quelques instants quand il a cessé de battre. Cette syncope, ajoute le professeur, doit résulter d'une impression exercée par l'agent toxique sur le système nerveux. Nous sommes dans ce cas dans une situation favorable, car la respiration n'étant gênée en rien on ne peut s'appuyer sur les efforts qu'elle ferait naître pour expliquer les lésions pulmonaires qu'on trouve souvent à l'autopsie. « Les viscères sont plus ou moins engoués, les poumons emphysémateux offrent parfois quelques points ecchymotiques, lésion qu'on ne saurait avec quelques personnes considérer comme une preuve d'asphyxie, puisque M. Gosselin a pu la produire aussi en injectant du chloroforme dans le cœur (2). »

Cette expérience faite par MM. Gosselin et Coze consistait à montrer qu'on suspendait à l'instant les battements du cœur en injectant du chloroforme dans ce vis-

(1) Loc. cit., p. 34.
(2) Loc. cit., 9e édit., vol. II, p. 63.

cère, et qu'on pouvait même à volonté paralyser le ventricule droit ou le gauche, suivant que l'injection était faite dans l'un ou dans l'autre.

Il est facile de voir par là le peu de fondement de la théorie que nous combattons, théorie qui même ne saurait expliquer tous les phénomènes de nature semblable qui se présentent dans les mêmes cas.

En effet, en admettant que les efforts respiratoires puissent produire des ruptures vasculaires dans le poumon, on ne pourrait admettre la même explication quand il s'agit de la pathogénie des ecchymoses que dans des cas d'asphyxie ou d'autres morts plus ou moins rapides, on trouve sous le péricarde, l'endocarde, sur le thymus, sous le péricrâne, sur les méninges, sur la muqueuse de l'estomac et de l'intestin, sur le diaphragme, la rate et aussi sur le péritoine, où M. Charcot en a observé (1). Cette cause unique des efforts respiratoires ne pourrait à coup sûr pas produire des effets si semblables dans des organes si éloignés et n'ayant entre eux aucune connexion.

M. Legroux aussi en cherchant à se rendre compte du mécanisme probable des lésions ecchymotiques, a fait des expériences qui l'ont amené à rejeter complètement la théorie des efforts respiratoires. Nous ne pouvons mieux faire que de transcrire textuellement et ces expériences et les observations dont il les fait suivre.

(1) Leçons sur le système nerveux, p. 73, note.

Expériences XI, XII, XIII.

« Trois autres chiens furent pendus après piqûre du bulbe aux environs de l'origine des pneumogastriques. Cette piqûre en ce point du bulbe, que M. Laborde avait maintes fois pratiquée dans un but différent de celui que je poursuivais et dans laquelle il a acquis beaucoup d'habileté, a pour effet de produire immédiatement une syncope, mais une syncope respiratoire seule, le cœur ne cessant pas de fonctionner régulièrement. Si dans ces cas, on laisse l'animal abandonné à lui-même, on le voit au bout de deux à trois minutes refaire des mouvements respiratoires de plus en plus complets et plus réguliers, et, remis de sa commotion bulbaire, reprendre sa vie ordinaire, à moins qu'un épanchement trop considérable comprime un peu trop la moelle.

En nous plaçant dans ces conditions expérimentales, et pendant nos chiens aussitôt que la syncope respiratoire était produite, nous supprimions tout effort, toute lutte respiratoire. L'animal fait encore quelques efforts pour se dégager, il s'agite un peu, mais tout mouvement respiratoire, tout soulèvement de côtes, toute contraction diaphragmatique sont arrêtés. Eh bien, dans ces conditions que nous avons reproduites trois fois pour être à l'abri des lésions de hasard, nous avons vu et nous avons montré aux assistants, à MM. Mathias Duval, Millard, Lacassagne entre autres, les ecchymoses sous-pleurales ponctuées, quelquefois très-nombreuses (nous en avons compté plus de douze sur une surface de 6 centimètres carrés) disséminées à la surface des deux poumons et particulièrement à la face concave de ces organes. En même temps nous notions l'absence presque complète de l'emphysème pulmonaire dans trois de ces expériences.

Nous croyons devoir faire ressortir [illegible] l'importance de cette série d'expériences. En effet elle ruine d'un seul coup la théorie qui attribue les ecchymoses sous-pleurales à la lutte respiratoire, aux efforts stériles d'ampliation de la poitrine aux inspirations violentes et vaines qui, au lieu de faire entrer de l'air dans les poumons, ne font [illegible] dans la cage thoracique [illegible] de sang dans les capillaires du poumon, une tension exagérée dans ces [illegible] vaisseaux et en dernier lieu leur rupture et par suite des entravasations ecchymotiques (1).

Il est, je crois, inutile d'insister davantage sur ce point, car nous croyons avoir suffisamment démontré que les efforts respiratoires n'ont aucune influence sur la production des ecchymoses sous-pleurales. Dans la suite de ce travail, nous citerons des expériences qui compléteront nos démonstrations. Nous nous contenterons d'appeler l'attention sur ces faits, à mesure que nous les reproduirons.

Cependant nous reconnaissons que les troubles ou l'arrêt de la respiration, mais non les efforts respiratoires, tout en n'étant pas la cause directe de la production des taches de Tardieu, ont cependant une influence souvent considérable, comme dans les cas de suffocation ou d'asphyxie en général, et cela par l'action qu'ils exercent sur la circulation et surtout sur le système nerveux, comme nous le verrons plus loin, lorsque nous essayerons d'expliquer la présence de ces taches.

Cette théorie de la production des taches sous-séreuses par l'appel au vide, cette théorie ex-vacuo, n'a pas été la seule admise pour expliquer leur formation. D'autres observateurs en effet, mais moins nombreux que les partisans de la première théorie, ont admis que les ecchymoses sous-pleurales pouvaient parfaitement se produire et s'expliquer par un trouble dans la circulation. Nous avons déjà mentionné ce fait en citant une des conclusions de M. Page, où il dit que l'intégrité de la

(1) Loc. cit., p. 25.

circulation cérébrale dans la suffocation permettait la persistance des efforts respiratoires : et aussi en citant l'opinion de M. Liman. Cependant, il faut le dire, cette théorie a eu surtout pour but d'expliquer la formation des taches de Tardieu chez les enfants avant l'accouchement, c'est-à-dire n'ayant pas respiré. Ainsi on lit dans M. Tardieu : « Hecker et Hoogeweg, cités par Casper, auraient trouvé des taches ecchymotiques sur les poumons et le cœur de fœtus certainement morts avant leur naissance et pour qui la formation des ecchymoses s'explique par la mort antérieure de la mère, ou par un trouble apporté à la circulation placentaire contre lequel luttent les fœtus qui périssent, comme le dit très-justement Casper, suffoqués en faisant des efforts instinctifs dans l'utérus » (1). Dans ce que nous venons de rappeler, nous devons remarquer que les troubles de la circulation placentaire, ou la non-interruption de la circulation cérébrale ne servent encore qu'à expliquer la possibilité ou la nécessité des efforts respiratoires.

M. le professeur Jaccoud partage aussi l'opinion que l'arrêt ou la diminution d'activité cardiaque peut produire des taches. En effet il dit que : « L'hémorrhagie peut survenir toutes les fois que la force propulsive du cœur est diminuée, toutes les fois aussi qu'il y a un obstacle au cours du sang, soit dans les veines pulmonaires, soit dans l'aorte. C'est vraisemblablement la parésie cardiaque qui est la cause de l'hémorrhagie obser-

(1) Ann. d'hyg. et de méd. lég., 1868, t. XXIX, p. 116.

vée dans l'asphyxie par défaut d'air respirable ou par empoisonnement » (Tardieu) (2).

Cette théorie qui s'appuie sur des troubles circulatoires, bien que pouvant complètement satisfaire l'esprit dans plusieurs observations ne peut cependant, pas plus que les troubles respiratoires, suffire pour les expliquer toutes. Les mêmes effets, les taches sous-pleurales seraient produites par des causes tout à fait opposées, ce qui est invraisemblable.

Ainsi dans les expériences de MM. Gosselin et Coze, que nous avons indiquées, le cœur s'arrête sous l'influence du chloroforme et l'on trouve des ecchymoses sous-pleurales. Dans une autre expérience faite par MM. Descoust et Grosclaude, mais que ce dernier n'a pas rapportée dans sa thèse, un chien avait été pendu ; pour éviter l'arrêt de la circulation cérébrale par compression des jugulaires, le lien avait été passé entre la trachée et la colonne vertébrale. Peu de sang avait été répandu, la circulation générale avait été laissée intacte et cependant il y avait eu de nombreuses et de très-caractéristiques taches sous-pleurales.

Nous pouvons encore citer des expériences opposées sous le rapport du résultat et dans lesquelles cependant les lésions circulatoires ont été les mêmes, c'est-à-dire une hémorrhagie mortelle.

L'une est faite par M. Caussé et citée dans son travail sur l'Asphyxie par suffocation. Une chienne de chasse met bas sept petits. On en suffoque cinq, et en même temps on ouvre leurs artères crurales. A l'autopsie, on

(2) Jaccoud, Path. int., art. *Hémorrhagies broncho-pulmonaires.*

trouve les poumons roses tombant sur le blanc, mais sans tache sous-pleurales, et cependant il y avait eu suffocation.

L'autre, faite par M. Grosclaude, est citée dans sa thèse. Un chien est tué par une section brusque faite avec un couteau à amputation passé le plus près possible de la colonne vertébrale, et comprenant les carotides et la trachée. La mort est foudroyante. On trouve, vingt-quatre heures après, des ecchymoses très-nombreuses sur le poumon.

On le voit, la mort a été produite par hémorrhagie et, dans les deux cas, les lésions pulmonaires qui nous occupent ont été tout à fait différentes.

Nous ferons remarquer dès maintenant que, dans la dernière expérience, la section faite au cou a nécessairement compris les nerfs qui ont une action essentielle sur la respiration et la circulation, c'est-à-dire le pneumogastrique et le grand sympathique.

Nous pourrions citer de nombreux exemples semblables et montrer dans beaucoup de cas l'intégrité de la circulation. Du reste, notre intention n'est pas de refuser tout rôle à la circulation ; nous voulons démontrer qu'elle est souvent insuffisante, ce que nous croyons avoir fait, et qu'il faut rechercher ailleurs la cause la plus commune, la plus naturelle de la production des ecchymoses sous-séreuses. Cette autre cause nous la trouverons dans le système nerveux, dans les altérations rapides et fatales que le cerveau et surtout le bulbe subissent à la suite du défaut ou des variations de leur nutrition ; ce qui peut tenir à des troubles primitifs de la circulation ou de la respiration.

Nous allons essayer de démontrer ce que nous venons d'avancer, persuadés que nous sommes de la réalité des faits et nous appuyant sur les données physiologiques que nous pouvons posséder, puisque les expériences nous font défaut.

Prenons donc un exemple et voyons ce qui se passe. Pour plus de simplicité, choisissons un cas dans lequel la suffocation a été produite sans compression aucune dans le système circulatoire du cou, ni aucune gène la circulation encéphalique; il n'y a qu'un obstacle plus ou moins rapide a l'entrée de l'air dans les bronches. Ces conditions ont été obtenues dans les expériences (16 à 20) faites par M. Legroux :

La trachée étant mise à nu, on l'ouvre et on y fixe le robinet de Bichat que l'on ferme plus ou moins rapidement. La mort est rapide et elle a évidemment lieu par asphyxie, par suffocation. On trouve toujours des ecchymoses sous-pleurales. Cherchons donc à les expliquer

Les voies aériennes étant fermées, les phénomènes chimiques de la respiration sont interrompus. L'oxygène n'arrive plus au poumon, et le sang ne peut plus se debarrasser de son acide carbonique.

Ce produit des combustions de nutrition se forme incessamment dans l'économie, et n'étant plus expulsé, il s'accumule dans le sang, qui, très-rapidement, ainsi que l'a démontré Bichat dans sa célèbre expérience, devient veineux et n'est, par suite, plus propre à entretenir la nutrition, à cause de l'absence d'oxygène. Cependant la circulation continue, et le sang se répand encore dans l'organisme : il arrive au contact des centres nerveux, et là il n'a plus d'action nutritive. Or, c'est le tissu nerveux tout entier qui est le plus sensible à l'action du sang désoxygéné. Aussi, on le remarque tout d'abord, les premiers troubles de l'asphyxie sont des troubles nerveux, tels que : anxiété vive, troubles dans l'audition et la vision, tintements d'oreilles, vertiges, perte de connaissance, etc.. . Un peu plus tard, le système nerveux réagit sur le cœur, dont les battements persistent, mais sont singulièrement altérés dans leur rhythme et dans leur énergie.

Le pouls commence par se ralentir et ne tarde pas à devenir petit et irrégulier. On sait que toute cause affaiblissant la puissance de contraction du cœur diminue, par cela même, la tension artérielle. Il en résulte que la tension veineuse se trouve augmentée ; et de là, stase veineuse et gêne considérable dans les réseaux capillaires. Telle est la conséquence immédiate de la non-oxydation du sang sur la circulation par l'intermédiaire du centre nerveux.

Ce n'est pas tout. Cette stase veineuse dans les capillaires, surtout ceux du poumon, ne suffirait pas pour expliquer les ruptures de ces vaisseaux : il y a une autre cause, comme nous allons le voir

En effet, l'acide carbonique s'accumule toujours dans le sang, et il s'y trouve bientôt en assez grande quantité, pour qu'il ait une action directe, particulière sur le système nerveux. Il y a donc deux phases bien nettes dans l'asphyxie. D'abord le système nerveux n'est plus nourri par le sang qui ne reçoit pas d'oxygène, et on observe les phénomènes que nous avons décrits. Ensuite ce même système nerveux reçoit l'action directe de l'acide carbonique, en excès qui se trouve dans le sang. Quelle est cette action? On la connaît : l'acide carbonique a sur le système nerveux les mêmes effets que l'oxygène lui-même, au point de vue de l'excitation, car, nous ne parlons plus de la nutrition. L'acide carbonique est un irritant, un excitant du système nerveux (1), ainsi qu'on peut s'en rendre compte dans l'empoisonnement par l'acide carbonique. C'est ce qu'ont démontré Thiry et Budge dans leurs expériences. Ces physiologistes, considérant l'excitation constante du centre vaso-moteur comme produite par l'acide carbonique présent dans le sang, ont toujours reconnu dans leurs expériences que l'empoisonnement par cet acide amenait un rétrécissement de toutes les fines artères et des capillaires. Nous venons de voir que ces vaisseaux sont gorgés de sang, et c'est pendant cette congestion que se fait la contraction vaso-motrice. Ces deux faits sont bien suffisants pour expliquer les ruptures vasculaires, d'autant plus que le dechirement des capillaires pulmonaires est favorisé par la ténuité du revêtement épithélial.

Cette explication de la génèse de ces hémorrhagies rend compte en même temps de la forme, du peu d'étendue et de la couleur foncée des ecchymoses qu'elles révèlent, puisque celles-ci ne comprennent que la goutte de sang, si je puis dire ainsi, contenue dans la portion du capillaire qui se vide au dehors. Il ne faut pas oublier non plus qu'il existe de grandes differences individuelles dans la resistance vasculaire, résistance qui augmente

(1) Claude Bernard. Cours de 1872. — Brown-Séquard. Journal de physiologie, 1858 et suiv.

certainement avec l'âge, car le nombre des ecchymoses varie selon cette donnée, et les ecchymoses très-fréquentes chez l'enfant, sont bien plus rares chez le vieillard ; ce qui explique que dans des cas identiques les taches peuvent être bien plus nombreuses chez l'un que chez l'autre.

On voit que cette pathogénie fait jouer un grand rôle au système nerveux vaso-moteur, tout en laissant à l'altération du sang, à sa surcharge d'acide carbonique et à sa désoxygénation le soin d'altérer, puis d'exciter les cellules nerveuses qui président à la circulation.

Elle peut convenir telle que nous l'avons donnée dans tous les cas où il y a asphyxie.

Elle peut aussi servir à expliquer la formation des ecchymoses sous-pleurales dans les cas étrangers à l'asphyxie, en changeant, toutefois, un peu l'action qui agit sur les centres nerveux : et ces cas sont fréquents, ainsi que le dit M. Charcot (1) : « Dans quelques expériences de M. Schiff et Brown-Sequard, il est fréquent de voir survenir dans les poumons, l'estomac et les reins, soit une simple hypérémie, soit de véritables ecchymoses, consécutivement à l'irritation traumatique des couches optiques, des corps striés, de la protubérance, du bulbe, etc.... D'un autre côté, rien n'est plus commun que de rencontrer chez l'homme, dans les cas d'apoplexie symptomatique du ramollissement du cerveau, mais surtout de l'hémorrhagie intra-encéphalique en foyer, des plaques congestives, de véritables ecchymoses sur les plèvres, l'endocarde, la membrane

(1) Leçons sur les maladies du système nerveux, I, p. 113.

muqueuse de l'estomac. » Ainsi dans tous les cas où il y a des lésions cérébrales, telles que fracture du crâne, apoplexie, œdème du cerveau, etc... ces lésions sont plus que suffisantes pour expliquer les ecchymoses à cause de l'ébranlement que les parties atteintes occasionnent à tout le système.

Dans les autres cas où les lésions ne sont pas traumatiques ou rapides, comme dans les affections convulsives, l'éclampsie, l'épilepsie, le tétanos, etc..., la mort est le plus souvent due à l'asphyxie, comme le fait remarquer M. le professeur Tardieu.

Les ecchymoses, occasionnées par les nombreux poisons, peuvent encore s'expliquer par un trouble nerveux. « Un poison n'agit guère, dit M. Béclard, qu'autant que l'absorption l'introduit dans le torrent circulatoire, et que la circulation le porte sur les diverses parties du système nerveux, » et plus loin : « Les substances toxiques, pour agir sur le système nerveux et déterminer l'empoisonnement, doivent donc arriver dans l'intimité de ce système par l'intermédiaire du sang....

Il peut se faire aussi que les substances toxiques n'aient point par elles-mêmes une influence chimique directe sur la matière nerveuse, et que leur effet réel consiste à modifier les éléments du sang, de telle sorte que ceux-ci deviennent impropres (et même nuisibles) à l'entretien des fonctions nerveuses (1). » On voit par là que l'action des poisons se rapproche beaucoup de l'as-

(1) Traité élémentaire de physiologie, 1870.

phyxie, soit en altérant directement le système nerveux, soit en empêchant sa nutrition.

Quant aux affections pulmonaires dans laquelle on a vu des ecchymoses, elles sont peu fréquentes; on les a rarement observées, si ce n'est dans les maladies que l'on peut appeler asphyxiques, comme le catarrhe suffocant, le croup, la coqueluche, etc..., et dans les autres cas qui ont été signalés, il est fort probable que la dyspnée qui précède la mort, a été assez forte pour amener les accidents que nous avons décrits.

Dans les maladies générales, telles que scorbut, choléra, typhus, affections hémorrhagipares, variole, scarlatine..., le mécanisme nous paraît le même que celui des poisons.

Il y a, en effet, une altération du sang qui a un retentissement considérable sur la nutrition générale et en particulier sur la nutrition des capillaires. Leur altération, par le fait de la maladie générale, jointe au désordre de l'innervation vaso-motrice qui en est la conséquence, peut fort bien amener la rupture de ces petits vaisseaux. C'est la théorie que nous croyons la plus probable ; et comme le dit M. Jaccoud, « il y a là quelque chose d'hypothétique, mais mieux vaut une hypothèse qu'une impossibilité ; or, c'en est une que d'attribuer à un état particulier du sang la déchirure de la paroi du vaisseau (1). »

Nous pouvons donc, en résumé, établir que la pathogénie des ruptures des capillaires se fait par la contraction brusque, spasmodique de ces vaisseaux sous l'in-

(1) Jaccoud. Loc. cit.

fluence des vaso-moteurs, dont l'action est amenée soit par cause directe, soit par cause réflexe.

Si on rencontre plus souvent les ecchymoses dans les cas d'asphyxie, c'est que dans ces cas, il s'y joint une cause prédisposante, l'arrêt ou du moins la diminution des battements du cœur, et par suite l'augmentation de tension dans les capillaires, surtout ceux des poumons. Il faut aussi tenir compte de la fluidité du sang, qui joue un rôle peut être secondaire, mais qui n'en a pas moins son importance, en permettant et en facilitant la sortie du sang hors des vaisseaux. Or, dans tous les cas d'asphyxie, la fluidité du sang est constante (Casper, Caussé, Béclard, etc.), et il en est de même dans beaucoup d'autres cas où l'autopsie montre des ecchymoses sous-séreuses. (Tardieu.)

De plus, cette théorie répond bien à la généralité des cas, car nous avons vu que, ni les troubles de la circulation, ni ceux de la respiration ne peuvent seuls produire les taches ecchymotiques ; que, dans beaucoup de cas, c'est, il est vrai, une cause indirecte par suite de l'action que le sang altéré par eux produit sur le système nerveux. Nous avons vu d'un autre côté, dans les quelques faits que nous avons cités, que les altérations du système nerveux pouvaient seules fort bien expliquer leur pathogénie, et nous citerons encore quelques observations qui nous affermissent dans cette idée.

Quant à l'objection qu'on peut nous faire que ces ecchymoses devraient être bien plus fréquentes qu'elles ne le sont, nous pouvons facilement y répondre. D'abord nous avons vu qu'elles passaient souvent inaperçues, que fréquemment il fallait insuffler les poumons pour les faire apparaître, et bien souvent cette précaution est négligée dans les autopsies. Nous avons dit aussi qu'il existait de grandes différences individuelles dans la force de résistance à la rupture des capillaires, et que naturellement plus les causes efficientes seront puissantes comme dans l'asphyxie, plus souvent on les rencontrera.

Enfin, à cette objection, M. Legroux répond que les conditions de rupture, inégalité de tension du cœur, excès de pression dans les capillaires, surcharge d'acide carbonique dans le sang « ne se trouvent réalisées que pendant un temps fort court, que la mort sert rapidement de clôture à tous les désordres circulatoires naissants, et que ces ecchymoses sont déjà une première lésion qui serait suivie de bien d'autres, si l'animal pouvait survivre. Les pendus dépendus, les asphyxiés, en général, qui sont secourus et ranimés restent longtemps dans un état de maladie irritable, et l'on voit survenir, chez eux parfois, des hémorrhagies consécutives, des pneumonies, de gangrènes même du poumon. Ceux-là ont été jusqu'au bout des désordres organiques. »

Nous devons maintenant rapporter quelques observetions et expériences dans lesquelles nous verrons que la lésion fondamentale est une lésion nerveuse et qu'elle peut être seule admise comme cause de la production des ecchymoses sous-pleurales.

TRAUMATISMES AGISSANT SUR LE SYSTÈME CÉRÉBRO-SPINAL.

Chute d'un lieu élevé. — (Commotion cérébrale).

Dans le courant du mois d'avril 1878, M. Brouardel dans une conférence pratique de médecine légale à la Morgue, a fait l'autopsie d'un homme, de 35 ans environ, qui s'était précipité du haut des tours de Notre-Dame. Nous ne parlons que des lésions qui nous occupent. Le poumon était déchiré par les fragments de côtes en de nombreuses places ; mais sur les parties intactes, on voyait de très-belles ecchymoses sous-pleurales. Le cœur, qui était déchiré dans le sillon d'insertion de l'aorte, avait aussi des ecchymoses.

On ne peut évidemment attribuer ces hémorrhagies interstitielles, qui ne sont pas le fait d'un traumatisme direct, qu'à une action nerveuse et non à l'asphyxie. Il y avait, en effet, une fracture ou plutôt un broiement général du crâne qui explique bien les faits.

Fracture du crâne.

Dans le laboratoire de M. Brouardel à l'hôpital Saint-Antoine, un rat est tué d'un fort coup de canne qui lui écrase le nez et la partie antérieure du cerveau. L'autopsie immédiate montre avec abondance des ecchymoses sous-pleurales et sous-péricardiques.

Nous avons dit précédemment que les ecchymoses sont fréquente dans les fractures du crâne. Nous renvoyons pour d'autres faits aux ouvrages que nous avons cités dans notre bibliographie, et notamment à la thèse de M. Grosclaude et au cas rapporté par M. Bayard dans les *Annales d'hygiène et de médecine légale* de 1841, t. XXIV, p. 331.

Commotion bulbaire. — Coup du lapin.

Cette expérience a été faite par MM. Descoust et Grosclaude, mais n'a pas été relatée dans la thèse de ce dernier.

Un lapin a été tué de la manière vulgaire, par le coup du lapin. Pendant qu'il était tenu par les membres postérieurs, on lui appliqua, avec le bord cubital de la main un fort coup sur la partie postérieure du crâne. Le lapin meurt après quelques convulsions. Il y avait de très-nombreuses ecchymoses sous-séreuses, et M. Descoust nous disait que jamais il n'en avait vu autant que dans ce cas.

Nous n'avons pas de données sur les lésions nerveuses qui ont eu lieu ; mais il y a tout lieu de penser qu'il y a eu là un fort ébranlement et peut-être même la déchirure du bulbe.

Blessure cérébrale. — Coup de feu.

Pendant ces vacances, dans une partie de chasse au bois, dit de la Rochotte, nous avons eu l'occasion de regarder les poumons d'un lièvre tué d'un coup de feu : quelques grains de plomb s'étaient logés dans la tête, quelques autres dans différentes parties du corps. Les poumons étaient couverts d'ecchymoses, assez difficiles à voir à cause de la couleur foncée de ces organes, elles étaient cependant bien distinctes. N'ayant à notre disposition qu'un couteau de poche, nous n'avons pu nous rendre compte des lésions produites par le plomb.

Section du bulbe.

Au mois d'avril 1878, M. Brouardel fit tuer, devant ses élèves, un chien par une section nette de la moelle à sa sortie du trou occipital. La mort a été instantanée, et l'on remarqua à l'autopsie, faite immédiatement, de nombreuses tâches sous-pleurales et quelques-unes sous-péricardiques.

Section du trijumeau.

Expérience faite dans le laboratoire de M. Vulpian, par M. Descoust, dans les derniers jours de septembre 1878.

Un lapin de forte taille, sur lequel on pratique la section du trijumeau n'éprouve d'abord aucun symptôme autre que l'insensibilité cornéenne. Environ 1/4 d'heure après la section le lapin est pris de mouvements convulsifs qui le font rouler sur lui-même avec raideur des membres, suivis d'une période de calme et de nouvelles convulsions. Finalement le lapin meurt au bout d'une demi-heure.
A l'autopsie, faite immédiatement, on trouve, dans le cerveau, outre la lésion nerveuse cherchée, un épanchement de sang localisé surtout à la surface des circonvolutions cérébrales et aux environs du bulbe. Sur les poumons on trouve disséminées en quantité considérable des ecchymoses types, tranchant nettement sur le tissu blanc du reste du poumon. On en trouve aussi un grand nombre sur le péricarde.

Il est évident, dans ce cas, que la mort a été la conséquence de la compression du bulbe par l'hémorrhagie considérable que nous avons signalée.

Cette expérience a été recommencée, et bien que la mort ait été plus longue à survenir, les résultats obtenus ont été identiques aux premiers.

Autopsie. — Endocardite ulcéreuse avec embolies multiples. — État typhoïde.

Observation tirée des leçons sur les maladies du système nerveux par M. Charcot. t. I. p. 73, note.

Nous ne notons que ce qui a rapport à notre sujet,

renvoyant pour le reste au travail de notre maître.

Le malade nommé Larq, âgé de 22 ans, est mort deux jours après son admission à la Salpêtrière. Pendant sa vie, il avait présenté des ecchymoses nombreuses assez semblables à des piqûres de puces sur la poitrine, les avant-bras, les cuisses, etc... A l'autopsie M. Charcot trouve des ecchymoses nombreuses sur les plèvres viscérales et pariétales, le péricarde, le péritoine; sur plusieurs points du lobe occipital de l'hémisphère cérébral droit, la pie-mère vivement injectée présente de larges suffusions sanguines.

Cette observation est remarquable à plus d'un point de vue; car entre les ecchymoses sous-pleurales, M. Charcot en a trouvé sur le péritoine; et c'est le seul cas que nous ayons vu dans nos recherches.

Autopsie. — Apoplexie avec hémiplégie du côté gauche.

Dans M. Charcot, Société de biologie, 1860, p. 213.

A l'autopsie, foyer hémorrhagique récent dans le corps strié droit. Sur l'aponévrose épicrânienne gauche des ecchymoses bien tranchées sur un fond rouge vineux. On en trouva aussi de nombreuses sur les plèvres, l'endocarde et la muqueuse de l'estomac.

Symptômes d'hémorrhagie cérébrale et d'inondation ventriculaire. — Anévrysmes miliaires.

Observation prise par un de nos amis, M. Oudin, interne de M. Ollivier, à l'hospice d'Ivry.

A *l'autopsie* pas d'adhérence de la plèvre au sommet; quelques adhérences au niveau du bord postérieur du poumon droit; le poumon gauche pèse 290 grammes, le droit 550; tous deux sont congestionnés au lobe inférieur; au niveau du bord postérieur du poumon droit, au point où il y avait des adhérences, existent des ecchymoses sous-pleurales de 2 à 3 millimètres ; il y avait de l'emphysème des sommets.

Ramollissement cérébral aigu.

Observation prise par M. Oudin, à l'hospice d'Ivry.

Autopsie faite quarante heures après la mort.

Putréfaction peu avancée ; pas de rigidité.

Légères adhérences au sommet du thorax ; plèvre saine dans les autres plèvres ; le poumon droit pèse 420 grammes ; sommet un peu foncé ; léger épaississement pleural à ce niveau ; petit noyau de pneumonie scléreuse, noirâtre, du volume d'une aveline ; emphysème des trois lobes ; congestion généralisée avec couleur rose ; muqueuse bronchique un peu injectée.

Le poumon gauche pèse 310 grammes ; au sommet petite dépression cicatricielle ; épaississement pleural à ce niveau ; noyau de pneumonie scléreuse au centre duquel se trouve une petite masse, d'apparence calcaire de 5 à 6 millimètres de long sur 3 de large. Sa surface est parsemée de taches ecchymotiques noirâtres ; emphysème généralisé ; dans le lobe moyen et inférieur, indépendamment de cette congestion, se trouvent 6 à 7 foyers d'apoplexie, variant du volume d'un pois à celui d'une noix ; ils sont disséminés dans toute l'épaisseur ; un d'entre eux vient jusqu'à la surface du poumon, et occupe dans le tissu une profondeur de 1 centimètre et demi.

EXPÉRIENCES DIVERSES.

Empoisonnement par le curare. — Ouverture du thorax pendant la respiration artificielle.

Dans le mois de septembre 1878, dans le laboratoire de M. Vulpian.

Un chien, de taille moyenne, avait été préparé par M. Bochefontaine, dans le but d'étudier l'action du jaborandi en injection veineuse. M. Descoust voulut ensuite se rendre compte du moment exact où se formaient les ecchymoses sous-pleurales. Aussi le chien fut curarisé. On pratiqua la trachéotomie, et on établit la respiration artificielle. Au bout d'environ une demi-heure après la curarisation, on ouvrit le thorax sur la ligne médiane. La respiration se faisant normalement et l'influence du curare commençant à s'affaiblir, on diminua petit à petit le jeu de la respiration artificielle, de façon à amener une asphyxie progressive. Pendant ce temps, le poumon gauche est surveillé avec le plus grand soin. La diminution progressive de la respiration artificielle, jusqu'à la cessation complète de l'arrivée de l'air, dura environ vingt minutes. Quelques secondes après, il se produisit subitement, à l'insu de l'observateur aussi attentif que possible, quelques ecchymoses très-nettes sur le poumon gauche. Malgré toutes les tentatives, l'animal ne put être rappelé à la vie.

Cette expérience très-importante, puisqu'elle devait éclaircir le moment de la formation des taches, n'a pas réussi selon notre désir : la pénurie de chiens nous force à ajourner le moment de la répéter, ce que nous nous promettons de faire.

Empoisonnement par l'acide carbonique.

Le 10 octobre 1878, dans le laboratoire de M. Vulpian, aidé des conseils et de l'expérience de M. Descoust, nous avons plongé un cobaye dans une atmosphère d'acide carbonique, et pour nous placer dans le cas d'un ouvrier tombant dans une cuve en fermentation, par exemple, nous avons mis l'animal dans une cloche renversée, dans laquelle arrivait un courant de gaz. La mort survint au bout de onze minutes.

L'autopsie immédiate nous a montré une foule d'ecchymoses sous-pleurales, qui donnaient aux poumons l'aspect granité. L'insufflation les a rendues encore plus évidentes en les séparant très-nettement par du tissu pâle.

Nous n'avons rien noté dans le cerveau, si ce n'est une anémie considérable.

Faradisation du cœur.

Le 10 octobre 1878, nous avons, avec M. Descoust, voulu arrêter brusquement le cœur d'un cochon d'Inde, par la faradisation de cet organe. Sous l'influence du courant, le cœur s'est arrêté, mais la respiration a continué pendant près de cinq minutes. Nous avons alors ouvert le thorax, et, à notre grand étonnement, le ventricule droit du cœur a recommencé à se contracter sous nos yeux. A l'application d'un nouveau courant, direct cette fois, le cœur est entré en trémulation, mais au bout de quelques instants s'est contracté de nouveau. La respiration cependant nous semblait complètement suspendue. Un troisième essai ne fut pas plus heureux, et le cœur ne s'est arrêté définitivement que quelques temps après.

Le péricarde offrait de nombreuses ecchymoses ponctuées, mais il n'y en avait que quelques-unes sous-pleurales, que nous avons surtout bien vues après l'insufflation.

Il est regrettable que la faradisation n'ait pas réussi au gré de nos désirs ; car, si le cœur et la respiration s'étaient arrêtés subitement, il est probable, ainsi que le pense M. Bochefontaine, que nous n'aurions pas eu d'ecchymoses, c'eût été pour nous un argument à ajouter à nos essais de réfutation des deux doctrines régnantes.

Faradisation du cœur.

Le 10 octobre 1878, nous avons eu l'occasion de faire l'autopsie d'un chien qui avait servi aux expériences de M. Bochefontaine. Cet animal, dans les veines duquel on avait injecté du salicylate de soude, avait été ensuite curarisé et soumis à la respiration artificielle. Sacrifié par faradisation du cœur, son autopsie fut faite trois heures après. Nous constatâmes sur les lobes droits et gauches des poumons quelques petites ecchymoses, visibles à l'œil nu, mais rendues encore plus apparentes par l'insufflation.

La mort de ce chien nous paraît due à la faradisation du cœur, mais auparavant l'animal avait été déjà soumis à l'action de deux toxiques : nous ne pouvons donc trop en tirer des conclusions formelles.

Nous avons à notre disposition des observations de croup, d'hémorrhagie cérébrale, de catarrhe suffocant, de variole, etc. Nous pensons qu'il est superflu de les noter, puisque des observateurs bien plus autorisés que nous l'ont déjà fait.

Il existe aussi un nombre considérable d'observations et d'expériences semblables aux précédentes, où l'on trouve des ecchymoses sous-pleurales dans des cas de lésions nerveuses primitives et tout à fait indépendantes des troubles respiratoires ou circulatoires. Nous croyons inutiles de les rapporter ici, notre pensée étant, d'après nous, suffisamment appuyée par celles que nous venons de citer.

Il y a encore en faveur de notre théorie une autre circonstance qu'il faut signaler. C'est la présence fréquente de lésions cérébrales et médullaires facilement, constatables, dans les cas où la mort a eu lieu par asphyxie, telles que congestions cérébrales, épanchements sanguins sous péricrâniens ou même dans toutes les parties : sinus, cerveau, moelle allongée, cervelet ; lésions de la protubérance annulaire, etc. Ces faits sont bien connus, et le professeur Grisolle constate, après la mort par asphyxie, que, « dans tous les cas, les veines et les sinus cérébraux en sont gorgés (de sang veineux);

le cerveau est piqueté à la coupe ; souvent de la sérosité distend les ventricules et infiltre le tissu cellulaire sous-arachnoïdien (1). »

Comme nous l'avons dit précédemment, nous aurions désiré augmenter le nombre de nos recherches expérimentales. Mais l'ordre de M. le Préfet de police était formel, et encore aujourd'hui les préparateurs des laboratoires de notre école n'ont pas à leur dispositions tous les chiens nécessaires pour eux.

Est-ce par un sentiment de charité pour ces pauvres animaux que la mesure a été prise? nous le pensons pas; car il nous a été dit que les chiens étaient aussitôt pendus que pris par les soins de la police. Nous en aurions fait tout autant, mais au moins dans un but sérieux d'utilité pour la science et la justice.

Ces expériences que nous nous proposions de faire auraient été importantes pour nous et intéressantes. Ainsi nous aurions voulu chercher le rapport qu'il y avait entre la quantité d'acide carbonique contenu dans le sang d'un animal suffoqué, produisant, par conséquent, seul cet acide, et la quantité renfermée dans le sang d'un autre animal placé dans une atmosphère d'acide carbonique.

Nous aurions désiré chercher si l'on trouvait des taches ecchymotiques après la section des deux pneumogastriques; M. Bochefontaine, à qui nous exprimions notre désir, nous a dit avoir fait souvent cette double section dans un but étranger à celui que nous poursui-

(1) Path. interne, vol. II, art. *asphyxie en général.*

vons et avoir constamment trouvé dans ces cas des ecchymoses sous-pleurales.

Nous aurions fait tous nos efforts pour chercher le moment exact de la formation des taches en ouvrant le thorax avant la mort; nous avons déjà relaté une expérience tentée dans ce but, mais sans succès.

CONCLUSIONS.

Nous avons terminé ce que nous avions à dire sur les ecchymoses sous-pleurales, et, de notre travail, nous croyons qu'on peut tirer les conclusions suivantes :

1° Au point de vue médico-légal, les ecchymoses sous-pleurales se rencontrent dans trop de cas différents pour qu'on puisse leur donner une valeur caractéristique dans l'un ou dans l'autre ; et nous croyons pouvoir affirmer qu'il n'existe pas un seul cas de mort un peu rapide dans lequel on puisse d'une manière certaine assurer, avant l'autopsie, qu'on ne trouvera pas d'ecchymoses sous pleurales ;

2° On ne peut distinguer, dans un grand nombre de circonstances, les ecchymoses sous-pleurales, des suffusions sanguines, comme le croit M. le professeur Tardieu, les premières tendant sous l'influence de causes variées à se transformer en suffusions ;

3° Au point de vue pathogénique, les ecchymoses ne sont pas produites directement par les efforts respiratoires ou par les troubles de la circulation ;

4° Leur cause étiologique se trouve dans les altérations ou les modifications du système nerveux, qui peuvent tenir, il est vrai, aux troubles circulatoires ou respiratoires, mais qui sont aussi souvent tout à fait seules et indépendantes de ces troubles. La rupture des capillaires doit se faire par la contraction brusque, spasmodique de ces vaisseaux, sous l'influence des vasomoteurs, dont l'action est amenée soit par cause réflexe, soit par cause directe.

Paris. A. Parent, imprimeur de la Faculté de Médecine, rue M.-le-Prince, 31.

www.ingramcontent.com/pod-product-compliance
Lightning Source LLC
LaVergne TN
LVHW020048170826
845678LV00001B/482